Yevhen Kuzenko
Anatoliy Romaniuk
Olena Diachenko

Patogénese da Osteoporose tipo II como resultado de Edentulismo Secundário

Patogénese da Osteoporose tipo II como resultado de Edentulismo Secundário

Yevhen Kuzenko
Anatoliy Romaniuk
Olena Diachenko

Patogénese da Osteoporose tipo II como resultado de Edentulismo Secundário

Imprint

Any brand names and product names mentioned in this book are subject to trademark, brand or patent protection and are trademarks or registered trademarks of their respective holders. The use of brand names, product names, common names, trade names, product descriptions etc. even without a particular marking in this work is in no way to be construed to mean that such names may be regarded as unrestricted in respect of trademark and brand protection legislation and could thus be used by anyone.

Cover image: www.ingimage.com

This book is a translation from the original published under ISBN 978-620-2-05245-0.

Publisher:
Sciencia Scripts
is a trademark of
Dodo Books Indian Ocean Ltd. and OmniScriptum S.R.L publishing group

120 High Road, East Finchley, London, N2 9ED, United Kingdom
Str. Armeneasca 28/1, office 1, Chisinau MD-2012, Republic of Moldova, Europe
Printed at: see last page
ISBN: 978-620-7-69326-9

Índice

CAPÍTULO 1. INTRODUÇÃO

Atualmente, o principal problema das mulheres e das pessoas idosas de ambos os sexos é a osteoporose. A consequência mais frequente da osteoporose é a fratura da anca cervical, que prejudica a qualidade de vida e é difícil de tratar, especialmente quando se trata de pessoas idosas. De acordo com as estatísticas, 10-20% das pessoas com fratura da anca cervical morrem no espaço de meio ano, 50% nunca recuperam a atividade total da articulação e não conseguem andar sem ajuda, e 25% exigem cuidados constantes [1].

O principal sinal da osteoporose é uma diminuição significativa da massa óssea, causada por um desequilíbrio entre a reabsorção e a osteogénese. Existem dois factores principais que contribuem para a génese desta doença. O primeiro é a disfunção das gónadas e o segundo é o envelhecimento. Após os 40-50 anos, as pessoas começam a perder 0,3 a 0,5% da massa óssea por ano. Estes números aumentam até 10 vezes após a menopausa (mulheres) ou castração (homens) [2].

No processo de involução óssea ocorre uma perda significativa do stock ósseo que conduz à osteoporose senil. A massa óssea diminui com a idade. Este facto é comprovado por métodos radiológicos, radiológicos, histológicos e outros [3].

Os ossos das pessoas idosas são mais frágeis, especialmente nos sítios onde há mais substância esponjosa. Com o envelhecimento, a proporção de colagénio solúvel e não solúvel altera-se significativamente a favor do último. A elasticidade de um osso depende de substâncias orgânicas e a sua dureza depende de substâncias minerais. A combinação de componentes orgânicos e não orgânicos confere robustez e elasticidade aos ossos. Os ossos de crianças pequenas que contêm mais substâncias orgânicas diferem em grande elasticidade e raramente partem. Na velhice, quando prevalecem os componentes não orgânicos, os ossos tornam-se, pelo contrário, menos elásticos e mais frágeis. Como resultado, as pessoas idosas sofrem fracturas com mais frequência.

Durante muitos anos, foram apresentadas muitas definições de osteoporose que descreviam diferentes resultados, como fracções e fragilidade dos ossos. A definição mais precisa e coerente desta doença, que abrange todo o espetro dos seus sintomas e efeitos secundários da perda de massa óssea, é a definição de osteoporose como uma doença caracterizada por baixa massa óssea e perturbação da microarquitectura do tecido ósseo, o que leva a um aumento da fragilidade dos ossos e a um aumento sucessivo do risco de fratura [4].

As fracturas são sintomas clínicos da osteoporose. Podem ser fracturas vertebrais, como a fratura de "Colles" do antebraço distal, e fracturas da anca. Mas se a espessura do tecido ósseo diminuir, as fracturas podem ocorrer noutros locais [5].

Dependendo da sua origem, existem dois tipos de osteoporose. A osteoporose primária surge na pós-menopausa ou como resultado do envelhecimento do corpo (osteoporose senil). A osteoporose secundária é caracterizada pela perda de tecido ósseo como resultado de tirotoxicose ou hiperadrenocorticismo [6]. Ainda permanece por explorar que tipo de alterações podem ocorrer no osso alveolar após a perda de dentes.

Em 1948, Albright e Reifenstein [7] propuseram dividir a osteoporose primária em dois tipos porque, por um lado, está relacionada com a perda de estrogénio na menopausa e, por outro, com o envelhecimento do corpo. Esta conceção foi representada por Riggs e colaboradores [8], que propuseram definir a perda de tecido esponjoso do osso após a menopausa com o termo "osteoporose do tipo I" e a perda de substância esponjosa e cortical por homens e mulheres em resultado do envelhecimento como "osteoporose do tipo II". Isto significa que o tipo I é apenas o resultado da ausência de estrogénio endógeno no corpo da mulher; o tipo II reflecte a influência combinada da eficácia da reabsorção óssea, da secreção de hormonas paratiróides, da quantidade suficiente de cálcio e vitamina D e da digestão dos componentes minerais pelo corpo humano. Estudos recentes indicaram que existe uma coexistência de deficiências nutricionais e um excesso de nutrição apreciável sob a forma de obesidade central e de excesso de peso. Nos países em desenvolvimento, um quarto da população é obesa, o que pode constituir um fator de risco para as doenças cardiovasculares e a osteoporose [9, 10].

Existem certas doenças que influenciam o processo de mineralização dos ossos, causam a sua disfunção e aumentam o risco de osteoporose. Elas podem ser genéticas e adquiridas. Uma delas é a leucose [11-15]. A primeira descrição qualificada das alterações ósseas durante a leucose foi feita pelo académico A. Schastny em 1876 na sua dissertação. O autor fez uma descrição morfológica das costelas afectadas pela mieloleucemia. A leucose provoca sempre alterações profundas nos tecidos ósseos, bem como na medula óssea de doentes adultos. Diferentes graus de processos de destruição da camada cortical e de criação de uma nova estrutura óssea atípica podem ser observados no padrão de raios X dos ossos de doentes com leucose crónica. Neumann [11] foi um dos primeiros a prestar atenção às alterações do tecido ósseo durante a leucose (1878). Neumann descreveu a reabsorção das costelas, do ílio e dos ossos do fémur. Alterações semelhantes foram descritas por outros autores: Haenisch e Querner [12] descreveram a erosão dos ossos do crânio e do fémur; Maternowska e Redlich [13] descreveram um defeito ósseo na epífise proximal do crânio esquerdo que foi confirmado por radiografia; Trusen [14] descreveu rarefacções localizadas com fracturas espontâneas do úmero; Jacobson [15] descreveu osteosclerose das vértebras, costelas, coxas, crânio e patelas. Segundo Jaffe (1952), pacientes adultos com leucose apresentam alterações ósseas em 8-10% dos casos. Bousser, Benhamon, Salomon (1960), Moseley (1961) apresentam dados análogos.

Devemos compreender que os ossos na idade adulta atingem o pico da massa óssea que começa a diminuir com a idade. Todos estes factores levam à diminuição da espessura do osso e a sua destruição não depende da sua combinação. Assim, o nosso objetivo foi estudar as alterações nos ossos alveolares de idosos desdentados secundários.

CAPÍTULO 2. CARACTERÍSTICAS RADIOGRÁFICAS DA OSTEOPOROSE

Uma vez que a osteoporose afecta um grande número de doentes com morbilidade e mortalidade potencialmente significativas, é importante identificar os doentes em risco para que os médicos possam intervir eficazmente. Foi demonstrado que a baixa massa óssea é o maior fator de risco de fratura por fragilidade; assim, a Organização Mundial de Saúde (OMS) definiu a osteoporose através da medição da densidade mineral óssea (DMO). Antes da aplicação desta definição em 1994, o diagnóstico de osteoporose exigia a ocorrência de uma fratura de fragilidade. A redefinição permite o diagnóstico prospetivo da osteoporose em doentes assintomáticos antes da ocorrência de uma fratura por fragilidade.

A diminuição da densidade óssea pode ser avaliada através da diminuição da espessura da cortical e da perda de trabéculas ósseas nas fases iniciais da radiografia. Os ossos como as vértebras, os ossos longos (fémur proximal), o calcâneo e os ossos tubulares são normalmente procurados para detetar sinais de osteoporose.

É do conhecimento geral que a osteoporose afecta um grande número de doentes com morbilidade e mortalidade potencialmente significativas, pelo que é essencial detetar os doentes em risco para que os médicos possam tomar medidas eficazes. Foi demonstrado que a baixa massa óssea é o maior fator de risco de fratura por fragilidade; assim, a Organização Mundial de Saúde (OMS) definiu a osteoporose através da medição da densidade mineral óssea (DMO). Antes de esta definição ser generalizada em 1994, o diagnóstico de osteoporose exigia a ocorrência de uma fratura por fragilidade. A redefinição dá a oportunidade de revelar o diagnóstico prospetivo da osteoporose em doentes assintomáticos antes da ocorrência de uma fratura por fragilidade.

Roentgenomorfometria

Roentgenometria da coluna vertebral

As marcações e medições são efectuadas nos espondilogramas laterais, de acordo com os quais são determinadas as dimensões lineares das partes anteriores (A), médias (M) e posteriores (P) dos corpos desde a quarta vértebra torácica até à quarta vértebra lombar. Para excluir a influência das características de projeção do estudo, das características da idade do doente, do sexo e da altura do doente, são calculadas as razões dos valores obtidos: os índices dos corpos vertebrais: ântero-posterior (A / P), médio-posterior (M / P) e póstero-posterior (P / Pn é a razão entre o tamanho real da margem posterior e o seu valor na posição normal). Os valores obtidos dos índices são comparados com os seus valores estatísticos médios na norma, tendo em conta o sexo, a idade e as características da população.

Índice femoral = CD + XY / AB

Em pessoas saudáveis, excede os 54% (de acordo com Barnett, Nordin, 1960). A espessura da camada cortical do fémur é medida aproximadamente 10 cm abaixo do pequeno trocânter.

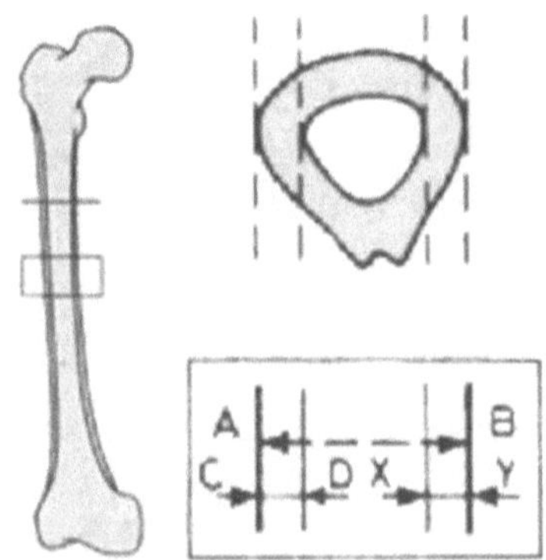

Índice 2 do metacarpo = CD + XY / AB

Em pessoas saudáveis, mais de 43%.

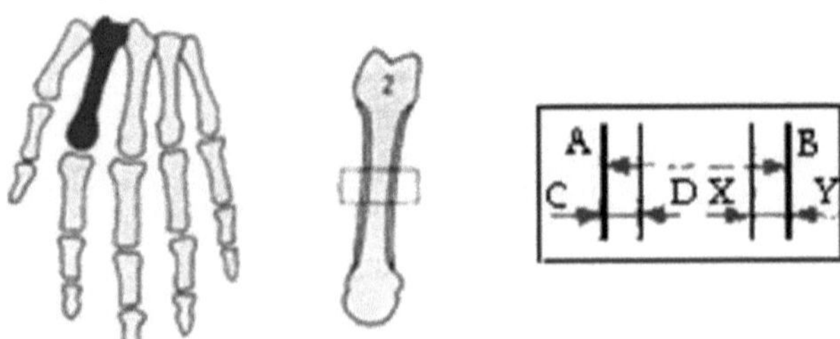

Índice central = AB / CD

Para o índice central, medir a altura do corpo L2 ou L3 na parte ventral e no meio. Em pessoas saudáveis, é superior a 80%.

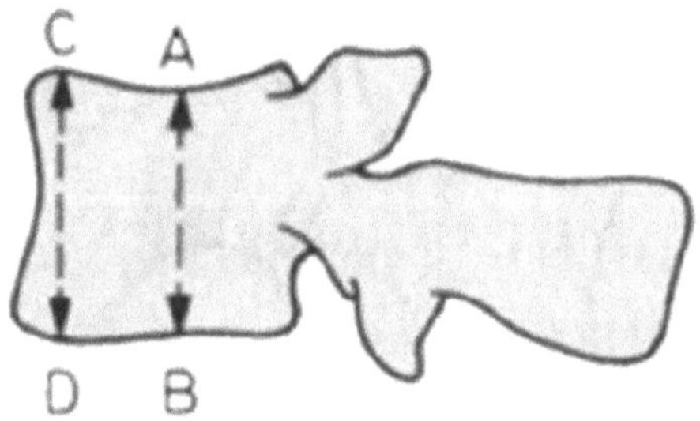

Em pessoas saudáveis, o índice do osso metacarpo excede 43%, o do fémur 54% e o da coluna vertebral 80%. Um índice cortical semelhante pode também ser medido noutros ossos;

Índice da clavícula (Helela, 1969)

O índice da aresta é IV ou V (Fischer, Hausser, 1969);

O índice de Singh (Singh et al., 1970)

Método de avaliação do levantamento pélvico. É bastante adequado para avaliar o grau de atrofia óssea senil. Para o diagnóstico da osteoporose idiopática pré-senil, tem menos valor. Alguns autores consideram-no inútil para prever o risco de fracturas ósseas. Os números indicam o grau de osteoporose. A osteoporose fiável começa a partir do terceiro grau.

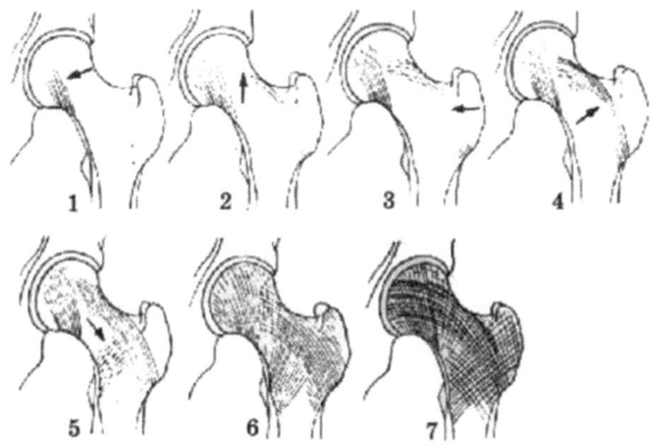

O Índice Singh

O índice de Dambaher e o índice de Saville (Dambaher, 1982, Saville, 1967)

Classificação quantitativa das deformações dos corpos vertebrais, útil para estudos

7

dinâmicos e populacionais.

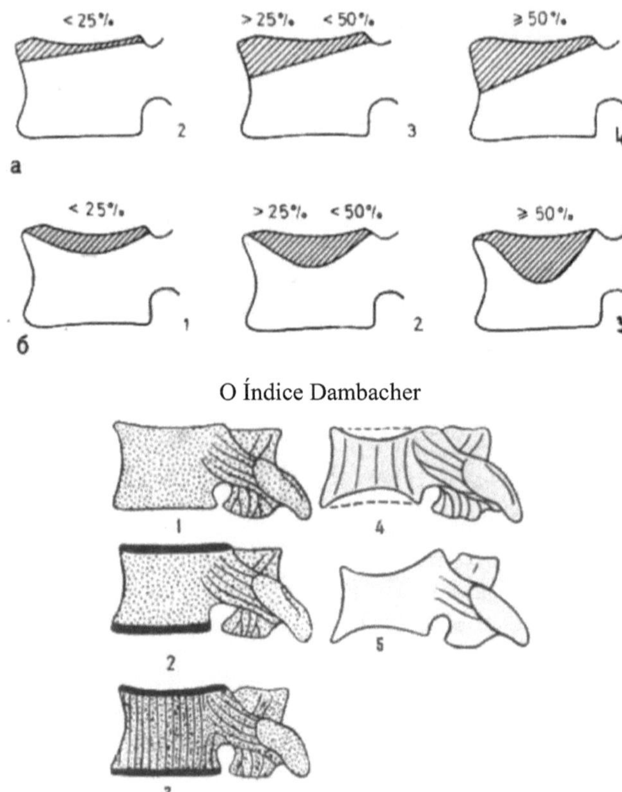

O Índice Dambacher

O Índice Saville

Uma grande percentagem de mortalidade e a gravidade da doença associada à osteocondrose levaram à rápida evolução de novas técnicas radiológicas para a avaliação não invasiva da integridade do esqueleto. Consideramos que a parte essencial da avaliação dos doentes em risco de osteoporose é a realização de exames para medição da densidade mineral óssea (DMO), frequentemente efectuados na coluna vertebral ou na anca. Uma técnica intimamente associada ao recente crescimento da densitometria óssea é a absorciometria de raios X dupla (DXA). Juntamente com as vantagens de alta precisão, baixa dose de radiação e calibração estável, a DXA é uma excelente modalidade para auxiliar no diagnóstico da osteoporose e tomar decisões no tratamento. Apesar da popularidade prevalecente do exame DXA da coluna vertebral e do fémur, o interesse contínuo por novas técnicas de avaliação do esqueleto periférico não pára de aumentar. Nos últimos anos, o exame de absorciometria de

8

fóton único (SPA) do antebraço distal foi seriamente renovado, substituindo a fonte de radionuclídeos 1^{125} por um tubo de raios X. Outra nova técnica periférica é a ecografia quantitativa (QUS) do calcâneo. Os sistemas de ultra-sons ósseos utilizam frequências na gama de 0,2 a 1,0 MHz e medem a atenuação ultra-sónica de banda larga (BUA) e a velocidade do som (SOS) no calcanhar. As vantagens dos dispositivos QUS são a ausência de radiação ionizante e o facto de serem mais baratos e portáteis do que os pesados sistemas de raios X. Apesar de a DXA ser atualmente um procedimento amplamente aceite, há cada vez mais evidências que sugerem que o exame QUS é um substituto eficaz para a medição da DMO no calcâneo e para o prognóstico do risco de fratura [16].

Medição da densidade mineral óssea

A DMO é o método de estimativa da hidroxiapatite de cálcio. Estão disponíveis vários métodos baseados em raios X, raios gama e ultra-sons:

- absorciometria radiográfica (AR)

- absorciometria de fotões únicos e de raios X (SPA)

- absorciometria de raios X de dupla energia (DEXA)

- ultrassonografia

o mais utilizado e mais fiável

- a tomografia computorizada quantitativa pode ser utilizada

Como é que a osteoporose é avaliada?

TÉCNICAS ACTUAIS DE DENSITOMETRIA ÓSSEA

Absorciometria de raios X dupla

A tecnologia DXA foi renovada de feixe de lápis para feixe em leque, permitindo um tempo de aquisição curto e uma melhor qualidade de imagem. Na prática clínica, a avaliação da densidade mineral óssea "areal" (BMDa; g/cm2) da coluna lombar (L1-L4), do fémur proximal (colo do fémur e anca total) e do antebraço (distal) é feita por DXA central [20, 23].

Este procedimento é utilizado para medir a densidade mineral óssea (DMO). É mais frequentemente efectuado utilizando a absorciometria de raios X de dupla energia (DXA ou DEXA) ou a densitometria óssea. A quantidade de raios X absorvidos pelos tecidos e pelo osso é medida pela máquina DXA e pode ser efetivamente correlacionada com a densidade mineral óssea.

O princípio fundamental do DXA é a medição da transmissão através do corpo de raios X com duas energias de fotões diferentes. Devido à dependência do coeficiente de atenuação do número atómico e da energia do fotão, a medição dos factores de transmissão a duas energias permite concluir as densidades de área (ou seja, a massa por unidade de área projectada) de dois tipos diferentes de tecido.

No processo de digitalização DXA, estes são considerados como mineral ósseo (hidroxiapatite) e tecido mole, respetivamente. Um exame DXA é um mapa pixel a pixel da DMO no campo de exame. Devido à composição variável dos tecidos moles e aos efeitos do endurecimento do feixe no espetro polinergético dos raios X, é indispensável utilizar as regiões de tecidos moles adjacentes ao osso como uma área de referência de espessura e composição comparáveis, a partir da qual é aplicada uma correção linha a linha aos valores da DMO.

É utilizado um algoritmo de deteção de extremidades para detetar as extremidades dos ossos. Em seguida, a área total projectada do osso pode ser derivada somando os pixels dentro das bordas do osso e o valor reportado de BMD calculado como a BMD média de todos os pixels identificados como osso. O conteúdo mineral ósseo (BMC) é derivado pela multiplicação da BMD média pela área projectada [16, 21].

A máquina DXA converte a informação da densidade bruta em pontuação T e pontuação Z.

A classificação T compara a DMO de um doente (X) em desvios-padrão com o pico médio da DMO em jovens saudáveis do mesmo sexo (Xy).9 Neste caso, o valor é expresso em termos do número de desvios-padrão ("desvio-padrão do adulto jovem") em relação a Xy, como na fórmula seguinte:

$$T = \frac{X - Xy}{\text{young adult standard deviation}}$$

No relatório da OMS, os doentes são divididos em quatro categorias com base nas suas pontuações T (Tabela 1) [17]. A osteoporose é definida como 2,5 ou mais desvios-padrão abaixo do valor médio do adulto (T 2,5).

Quadro 1

Critérios da OMS para definir a densidade óssea

CONDIÇÃO	*DESCRIÇÃO*
Normal	Valor de DMO dentro de 1 DP da média de referência do adulto jovem (T -1,0)
Osteopenia	Valor de DMO superior a 1 DP abaixo da média do adulto jovem, mas inferior a 2,5 DP abaixo deste valor (-1,0 >T > -2,5)
Osteoporose	Valor de DMO de 2,5 DP ou mais abaixo do valor médio do adulto (T -2,5)
Osteoporose estabelecida	Valor de DMO de 2,5 DP ou mais abaixo do valor médio do adulto (T -2,5) na presença de uma ou mais fracturas de fragilidade

OMS = Organização Mundial de Saúde; DMO = densidade mineral óssea; DP = desvio padrão.
Informações de Assessment of osteoporotic fracture risk and its application to screening for postmenopausal osteoporosis (Avaliação do risco de fratura osteoporótica e sua aplicação ao rastreio da osteoporose pós-menopausa). Relatório de um grupo de estudo da OMS. World Health Organ Tech Rep Ser 1994;843:1-129.

A sua pontuação Z designa a quantidade de osso que tem em comparação com as pessoas do seu grupo etário. Sabendo este número, podemos indicar eficazmente se há necessidade de efetuar mais exames médicos. A pontuação Z designa a DMO de um doente (X), em desvios-padrão, com a DMO média de pessoas da mesma idade e género (Xa) e não com o grupo normal de adultos jovens utilizado na pontuação T. A variação em relação a essa média é então denotada em termos do número de "desvios-padrão da população" em relação a essa média, como se mostra na seguinte fórmula [18]:

$$\frac{Z = X - Xa}{\text{population standard deviation}}$$

Enquanto a pontuação T se correlaciona melhor com o risco de fratura, a pontuação Z

11

coloca a DMO de um doente em perspetiva. É especialmente eficaz em doentes idosos que podem ser osteoporóticos pela pontuação T, mas que são médios para a sua idade pela pontuação Z. Assim, a pontuação Z mede o risco de fratura em relação ao tempo de vida restante. O risco de fratura é duplicado por cada unidade de pontuação Z ou desvio padrão abaixo da média correspondente à idade e ao sexo [19].

Absorciometria de fotão único e de raios X (SPA)

Apesar da popularidade generalizada dos sistemas DXA concebidos para estudos de densitometria óssea da coluna vertebral e da anca, tem havido uma renovação contínua de novos instrumentos para estudos de absorciometria de raios X do esqueleto periférico. Na absorciometria de raios X simples (SXA), um gerador de baixa voltagem (40 kV) substitui a fonte de radionuclídeos l^{125} utilizada nos aparelhos SPA, eliminando a necessidade de substituição e recalibração frequente da fonte devido à curta semi-vida do l^{125}. Tanto os aparelhos SPA como os SXA requerem a imersão do antebraço do doente num banho de água para corrigir os efeitos da atenuação dos tecidos moles. Podemos observar que, no desenvolvimento mais recente, vários fabricantes representaram dispositivos DXA periféricos (pDXA) baseados em princípios semelhantes aos aplicados atualmente ao equipamento DXA padrão. Agora já não é necessário colocar o antebraço do doente no banho de água, pois pode ser digitalizado no ar.

Tomografia computorizada quantitativa (QCT)

Utilizando QCT, podem ser obtidas medições da densidade mineral óssea (BMD; mg/cm3) em locais centrais e periféricos do esqueleto. Os exames são efectuados utilizando um pacote de software específico da aplicação e um fantoma de calibração equivalente ao osso, imaginado em simultâneo com o doente, para converter os números da TC em valores equivalentes ao osso (mg/cm3; g/l). A QCT requer uma imagem de exploração lateral da coluna lombar. Um protocolo típico de QCT 2D de um só corte consiste numa secção de 10 mm no plano médio de cada uma das três ou quatro vértebras adjacentes (T12, L1, L2 e L3) adquirida com um potencial de tubo de 80 kVp e uma carga de tubo de 125 mAs. Uma vez que esta técnica 2D tem uma precisão limitada, foram desenvolvidos protocolos de QCT volumétrica 3D com base em imagens de TC multidetectores (MDCT). Utilizando a TCMD, são adquiridos conjuntos de volumes 3D e, a partir destes, podem ser medidos os valores de

DMO e a geometria óssea [24, 25]. Na TCQM multidetectores da coluna vertebral (TCQMD), são normalmente visualizadas duas ou três vértebras, L1-L2 ou L1-L3, para reduzir a dose. O MDQCT da anca é capaz de analisar as principais regiões da anca, ou seja, o colo do fémur, o trocânter e a região intertrocantérica [20].

Ultrassonografia

A determinação da DMO só pode indicar cerca de 60 a 80 por cento da variação da resistência óssea e não fornece mais informações sobre a arquitetura óssea. Para além da DMO, as características esqueléticas que contribuem para a fragilidade óssea incluem a fadiga acumulada e as alterações na arquitetura trabecular ou cortical. Há uma opinião de que a ultrassonografia óssea mede estas propriedades [19].

O exame de ultra-sons determina a velocidade do som, bem como a atenuação ultra-sónica de banda larga da área a ser medida. Sugere-se que a atenuação ultra-sónica esteja relacionada com a arquitetura óssea e a velocidade dos ultra-sons com as propriedades materiais do osso, tais como a densidade, embora estas teorias não sejam universalmente aceites.

O calcâneo é a principal área de medição. A discriminação do risco de fratura através do exame de ultra-sons é equivalente ao da DXA, e é especialmente eficaz para a fratura da anca [22]. Até o momento, não existe um valor de corte ultrassonográfico universalmente admitido para o diagnóstico da osteoporose. A ultrassonografia, ao contrário da DXA ou da QCT, não pode ser usada atualmente para monitorizar as alterações esqueléticas ao longo do tempo ou para avaliar a resposta à terapêutica. Curiosamente, a utilização de uma combinação de ultrassonografia e medição da DMO não parece melhorar a capacidade do médico para prever a fratura [19].

Existe um estudo de Giuseppe Gugliebmi [24], que compara a sensibilidade de métodos de diagnóstico da osteoporose como a absorciometria lateral (L-DXA), a absorciometria póstero-anterior de raios X duplos (PA-DXA) e a TCQ.

Os resultados deste estudo demonstram que a sensibilidade diagnóstica da L-DXA se situa entre a da PA-DXA e a da TC quantitativa. Além disso, a L-DXA é potencialmente mais sensível do que a TC quantitativa a erros devidos a anomalias anatómicas ou processos degenerativos da coluna vertebral. No entanto, a menor exposição à radiação e o custo da L-DXA em comparação com a TC quantitativa sugerem que a LDXA é uma alternativa válida à TC quantitativa no contexto clínico.

Radiografias orais na deteção da osteoporose

Tendo em conta que a osteoporose se manifesta pela perda de massa óssea em todo o corpo e que a perda de dentes em idade avançada está intimamente relacionada com o desenvolvimento da osteoporose, tal como indicado no trabalho de Akira Taguchi [25] e muitos outros. O diagnóstico oral pode dar bons resultados no rastreio da osteoporose precoce.

Mas, infelizmente, as alterações visíveis na mandíbula só aparecem nas fases finais da osteoporose. Como indicado no estudo de Mahine Mohajery, não houve diferenças significativas entre os grupos nas medições da espessura cortical no ângulo mandibular, espessura do assoalho do seio, ou largura da lâmina dura das cavidades dentárias. A espessura da cortical no ângulo parece diminuir com a idade, mas a correlação não foi estatisticamente significativa [26].

As mulheres de meia-idade com osteoporose pós-menopausa ligeira a moderada não podem ser diferenciadas daquelas sem doença com base na densidade óssea trabecular mandibular e nas espessuras ósseas corticais medidas em radiografias panorâmicas e periapicais. A generalização destes resultados pode, por conseguinte, ser limitada.

Há também um trabalho interessante escrito por Hugh Devlin et al. [27], no qual métodos de diagnóstico como a absorciometria de raios X de dupla energia (DXA), a radiografia panorâmica dentária e a análise da deteção automática de interação do Qui-quadrado (CHAID). Independentemente, três investigadores monitorizaram um grupo de mulheres com idades compreendidas entre os 45 e os 70 anos. Como resultado, os três resultados foram os mesmos. Afirmaram que a largura da cortical mandibular tinha uma relação mais forte e mais significativa com a osteoporose do que o índice cortical. Em conclusão, o estudo demonstrou que a largura da cortical mandibular tem melhor eficácia do que o índice da cortical mandibular na deteção da osteoporose. Não houve evidência de qualquer benefício associado à combinação das duas medições para detetar a osteoporose. Apenas as pessoas com as corticais mandibulares mais finas ($\leq$ 3 mm) devem ser encaminhadas para investigação adicional da osteoporose, pelo que este grupo pode ser definido como o que tem maior probabilidade de osteoporose.

Tendo em conta o que precede, podemos concluir que cada método tem as suas vantagens, mas, infelizmente, nem todos estes métodos podem ajudar a identificar a osteoporose precoce. Por isso, até à data, o método mais preciso e fiável é a biopsia.

CAPÍTULO 3. CARACTERÍSTICAS IMUNOHISTOQUÍMICAS DA OSTEOPOROSE

O metabolismo do osso é caracterizado por dois processos opostos: a formação de novo tecido ósseo e a degradação do antigo. A massa do osso depende do equilíbrio entre a reabsorção e a formação óssea. Normalmente, a quantidade de tecido ósseo recém-formado é equivalente à quantidade destruída. Em todas as doenças do esqueleto, existem violações dos processos de remodelação óssea. Para estas condições patológicas, para além da osteomalácia e da osteoporose, a aceleração da remodelação é caracterizada pela intensificação dos processos de reabsorção óssea. A determinação de marcadores bioquímicos do metabolismo do tecido ósseo permite avaliar a condição óssea, estabelecer a taxa de processos metabólicos no tecido ósseo e as taxas de perda espontânea de massa óssea.

Como a maioria das doenças esqueléticas se caracteriza por uma aceleração da remodelação com aumento da reabsorção, os marcadores de reabsorção óssea são utilizados principalmente para controlar o tratamento. Os marcadores bioquímicos da reabsorção óssea são basicamente os diferentes fragmentos de colagénio de tipo I, bem como as proteínas não colagénicas (sialoproteína e fosfatase ácida óssea) que caem na corrente sanguínea a partir da zona de reabsorção da matriz óssea. Os principais indicadores bioquímicos da reabsorção do tecido ósseo são a urina de hidroxiprolina, o colagénio de ligação cruzada de piridina e os produtos de degradação do colagénio tipo I - N- e C-telopeptídeos. Os derivados da piridina conferem resistência ao osso devido a ligações covalentes entre alguns aminoácidos que compõem a cadeia polipeptídica do colagénio.

Durante a renovação do tecido ósseo, o colagénio de tipo I, que constitui mais de 90% da matriz orgânica e é sintetizado diretamente nos ossos, degrada-se e pequenos fragmentos de péptidos caem no sangue ou são segregados pelos rins. A clivagem dos C-telopeptídeos ocorre na fase inicial da degradação do colagénio, pelo que os metabolitos do colagénio não afectam a concentração dos C-telopeptídeos. A osteoporose primária é acompanhada por um aumento nítido do nível de C-telopeptídeo do colagénio de tipo I. A osteoporose pós-menopáusica grave é causada pela deficiência de estrogénios, que provoca principalmente a ativação do processo de reabsorção óssea, com o reforço secundário do processo de formação óssea devido à natureza emparelhada de ambos os processos. A perda de massa óssea resulta da predominância dos processos de reabsorção e pode ser rápida ou lenta, dependendo do grau de aumento da reabsorção e do grau de perturbação da relação entre os processos de remodelação óssea. Por conseguinte, a osteoporose pós-menopáusica é caracterizada por um aumento de marcadores de reabsorção como o C-telopeptídeo do colagénio de tipo I. A determinação dinâmica do nível de C-telopeptídeos é importante para monitorizar a reabsorção óssea durante a terapia anti-reabsortiva em mulheres durante a menopausa.

Áreas em espiral da cadeia alfa do colagénio de tipo I (péptido helicoidal)

O péptido helicoidal é um fragmento dos resíduos de aminoácidos 620-633 da zona espiral da cadeia αl do colagénio de tipo I. No processo de reabsorção óssea, a molécula de colagénio degrada-se com a libertação de péptidos na circulação sanguínea com diferentes massas moleculares que são posteriormente degradados e/ou excretados na urina.

Pipidinolina (PID) e desoxipiridinolina (DPID)

Existem ligações cruzadas entre moléculas individuais de colagénio no colagénio ósseo que desempenham um papel importante na sua estabilização e são representadas sob a forma de PID e DPID. As ligações transversais são formadas extracelularmente após as moléculas de colagénio serem depositadas na matriz. Como resultado da reabsorção, levada a cabo pelos osteoclastos, a destruição do colagénio pode resultar na libertação de PID e DPID do osso para o leito vascular. O osso mais específico é o DPID, porque se encontra principalmente no colagénio I do tecido ósseo e em pequena quantidade na dentina, na aorta e nos ligamentos. O rácio de PID: DPID corresponde a 4: 1. Além disso, outros tecidos para além do tecido ósseo são caracterizados por um metabolismo muito lento, pelo que a sua contribuição para a excreção de DPID na urina é negligenciável. A PID está presente principalmente no colagénio de tipo II da cartilagem e, em menor grau, no tecido ósseo.

Fosfatase ácida resistente ao tartarato (TRACP)

Condições clínicas associadas a uma alteração da atividade sérica da fosfatase ácida resistente ao tartarato. A TRACP é uma enzima segregada pelos osteoclastos e é ingerida em quantidades crescentes na corrente sanguínea. com o aumento do número e da atividade dos osteoclastos. A TRACP é representada por duas subformas - 5a e 5b. A TRACP nos osteoclastos aumenta com a ação da PTG e diminui sob a influência da CT.

Marcadores de formação óssea

Os marcadores bioquímicos da formação óssea são produtos dos osteoblastos. São medidos no soro. Os principais marcadores da formação de tecido ósseo são a osteocalcina e a isoenzima óssea fosfatase alcalina.

Osteocalcina

A osteocalcina (proteína de glutamina óssea - BGP) é uma pequena proteína não colagénica dependente da vitamina K, presente nos tecidos ósseos e dentários. A osteocalcina é sintetizada pelos osteoblastos e está incluída na área extracelular do osso. Mas parte da osteocalcina sintetizada cai na corrente sanguínea, onde pode ser analisada. Um nível elevado de PTH no sangue tem um efeito inibidor sobre a atividade dos osteoblastos que produzem osteocalcina e reduz o seu conteúdo no tecido ósseo e no sangue.

Isoenzima óssea da fosfatase alcalina (BAP)

São descritas duas isoformas de fosfatase alcalina - óssea (BAP) e hepática. Num adulto saudável, as isoenzimas óssea e hepática estão presentes no soro sanguíneo em percentagens aproximadamente iguais. No entanto, no organismo em crescimento - em crianças e adolescentes - o nível de BAP atinge 90% do nível de fosfatase alcalina total. Nas doenças ósseas metabólicas, a atividade global da fosfatase alcalina está correlacionada com o nível de formação de tecido ósseo.

Nas doenças ósseas metabólicas, a atividade global da fosfatase alcalina está correlacionada com o nível de formação de tecido ósseo. A BAP é uma glicoproteína tetramérica que pode ser encontrada na superfície celular dos osteoblastos. A determinação quantitativa da VAR fornece informações úteis sobre a remodelação óssea em doentes com OP.

Protéptidos carboníferos do tipo procolagénio I (CICP)

O colagénio tipo I é sintetizado pelos osteoblastos sob a forma de um antecedente - o procolagénio, que é uma molécula grande que contém fragmentos parcialmente globulares: CICP e CINP nas extremidades C e N. Uma molécula madura de colagénio de tipo I é incluída na matriz óssea, e o CICP e o CINP permanecem no fluido extracelular. A razão entre a quantidade de colagénio depositado na matriz óssea e a quantidade de CICP (ou CINP) que cai na corrente sanguínea é, teoricamente, 1. Nem a CICP nem a CINP conseguem passar através do filtro renal nos glomérulos. A CICP é demasiado grande (100 kDa), a CINP, embora tenha uma massa inferior à da albumina, tem uma estrutura demasiado desdobrada e carga negativa, o que impede a sua filtração no glomérulo.

sRANKL e OPG desempenham um papel fundamental na regulação molecular da osteoclastogénese. sRANKL é um ligando solúvel de RANK, também conhecido como ligando OPG, que desempenha um papel fundamental na regulação molecular da remodelação óssea. O RANKL é produzido por osteoblastos e linfócitos T activados. Liga-se a um recetor RANK específico, que está localizado nos osteoclastos e nas células dendríticas. O RANKL é o principal fator de estimulação na formação de osteoclastos maduros. Por conseguinte, o aumento da sua expressão leva à reabsorção do tecido ósseo e, consequentemente, à perda de massa óssea. A OPG, também conhecida como fator de inibição dos osteoclastos ou fator de ligação aos osteoclastos, é um elo fundamental na inibição da diferenciação e ativação dos osteoclastos, sendo por isso de grande importância no processo de reabsorção óssea. A OPG é uma glicoproteína que pertence ao grupo dos receptores do fator de necrose tumoral. Como recetor "armadilha", a OPG inibe a ligação do RANK e do ligando RANK, inibindo assim a mobilização, a proliferação e a ativação dos osteoclastos. Nos adultos, o ARNm da OPG é fortemente expresso em vários tecidos, por exemplo, no coração, pulmões, rins, ossos, fígado, placenta e cérebro. Acredita-se que a natureza da remodelação óssea é largamente determinada pelo equilíbrio entre a produção de RANKL e OPG. Por exemplo, sabe-se que as células estromais indiferenciadas da medula óssea têm maior probabilidade de expressar RANKL e, em menor grau, OPG. O aumento do rácio RANKL / OPG está associado à capacidade de apoiar a formação e ativação de osteoclastos. Quando as células se diferenciam, o rácio RANKL / OPG também diminui. O desequilíbrio do sistema RANKL / RANK / OPG conduz a graves perturbações da reabsorção óssea.

A Dkk-1 é uma proteína secretada com uma massa molecular de 28 kD, que actua como um inibidor solúvel da via de sinalização Wnt. Esta via de sinalização, mediada por receptores de superfície celular, regula tipos de atividade celular como a morte celular, a proliferação, a migração, a polaridade e a expressão genética. Foi estabelecido um papel importante da sinalização Wnt na supressão da diferenciação de células progenitoras mesenquimais em adipócitos e condrócitos (células de cartilagem) e no aumento da formação de osteoblastos. A Dkk-1 está envolvida na regulação do metabolismo ósseo e interrompe a diferenciação e a proliferação dos osteoblastos do metabolismo ósseo.

CAPÍTULO 4. MATERIAIS E MÉTODOS DE INVESTIGAÇÃO

Investigações patomorfológicas

Os segmentos de maxilares de pacientes vivos não cumprem as normas de tratamento ortopédico, pelo que os segmentos de dentes e maxilares para investigação histopatológica foram retirados de pacientes mortos. Os pacientes objeto do estudo faleceram enquanto estavam hospitalizados nos departamentos do Hospital Regional de Sumy.

Para um estudo mais aprofundado das alterações morfológicas nos segmentos dos dentes, efectuámos pesquisas patológicas de material de biópsia de pacientes mortos no Centro de Estudos Patológicos da Universidade Médica de Sumy.

Todos os doentes foram divididos em dois grupos. O primeiro grupo (grupo de teste) de pacientes incluiu n=7 que morreram de várias anomalias somáticas e não tinham lesões ateroscleróticas significativas. O segundo grupo (grupo de estudo) inclui segmentos de dentes e maxilares de doentes n=7 que morreram devido a complicações da aterosclerose (enfarte do miocárdio, acidente vascular cerebral hemorrágico, trombose mesentérica).

Os critérios para incluir os pacientes nas pesquisas foram os seguintes

- o paciente tinha os maxilares defeituosos;

- homem 45-56 anos;

- o consentimento voluntário do paciente para o tratamento, assinado em vida;

- exame e encaminhamento para autópsia assinados pelo chefe da unidade médica;

Recolha de material de autópsia (processo alveolar desdentado e 2 ossos alveolares com um dente) para exame histológico efectuado com pinças Luer. As pinças Luer têm uma peça de trabalho de forma redonda com uma cavidade no interior, onde se encontravam fragmentos cortados do processo alveolar investigado.

Estudo histológico

Preparações coradas com hematoxilina-eosina para estudo da estrutura morfológica. Os métodos de coloração com hematoxilina-eosina das nossas modificações incluíram os seguintes passos: (a) fixação do material no líquido Karnua; (b) descalcificação em EDTA 17% e colocação do material em parafina; (c) lavagem das secções desparafinadas em duas mudanças de etanol absoluto; (d) processamento das secções com hematoxilina durante 5 horas a 37°C; (e) lavagem com água corrente durante 2-5 minutos; (f) coloração das secções com eosina 5 segundos à temperatura ambiente; (g) desidratação em álcool, xileno e lavagem em 2 mudanças de karbol-xileno; (h) colocação em bálsamo do Canadá.

Microscopia de fluorescência

As secções para coloração foram aplicadas numa lâmina de vidro e secas numa incubadora a 37° C durante 12 horas. A desparafinação foi efectuada de acordo com o método padrão com xileno e etanol. Lavado com solução de cloreto de sódio a 0,9%. Aplicar 0,5 ml de uma solução a 0,01% de cloridrato de acridina em tampão de acetato 0,5M nos materiais. Incubar durante 15 minutos a 37° C. Lavou-se cuidadosamente com água da torneira e deixou-se secar. A estrutura dos segmentos dentários foi estudada com a ajuda do microscópio fluorescente МБИ 15 usando lentes de imersão.

Os resultados da microscopia de fluorescência foram avaliados através da intensidade de fluorescência do osso por percentagem de avaliação:

- ausência de fluorescência - 0%;

- fluorescência positiva baixa + = 33,3%;

- fluorescência média positiva ++ = 66,6%;

- fluorescência altamente positiva +++ = 100%.

Imunohistoquímica

Foram produzidas secções de parafina com espessura de 3 - 5 microns, desparafinadas pelo método padrão seguido de lavagem em PBS com pH 7,4.

O desmascaramento foi continuado durante 30 minutos num tampão citrato. Para bloquear a peroxidase endógena, as secções foram incubadas durante 10 minutos numa solução de $H O_{22}$ a 1% e lavadas em tampão fosfato (PBS). Em seguida, foram incubadas numa câmara húmida a uma temperatura de +37°C durante 30 minutos com soro para bloquear a ligação não específica dos anticorpos. Foram utilizados anticorpos primários contra OPNT. Em seguida, as secções foram incubadas numa câmara húmida a uma temperatura de +37°C durante 30 minutos com anticorpo secundário específico da espécie, conjugado com peroxidase de rábano (1:200) produzido por "Jackson Immuno Research" (EUA). As secções foram lavadas dos anticorpos primários e secundários três vezes em PBS com adição de 0,1% de Tween-20. A visualização do complexo antigénio-anticorpo foi efectuada utilizando 3,3'-diaminobenzidina ativador peroxidase (DAB), tendo as secções sido incubadas durante 2-3 minutos. Os núcleos com reação negativa foram extra-pintados com hematoxilina de Mayer.

Os resultados da reação dos antigénios com localização óssea (OPN) foram avaliados pela percentagem de avaliação:

- sem reação - 0%;

- reação positiva fraca + = 33,3%;

- reação positiva média ++ = 66,6%;

- reação altamente positiva +++ = 100%.

Microfotografia e análise de imagens

As fotografias foram tiradas com o microscópio "Carl Zeiss" com objectivas de 10 x, 40 x, 60 x e 100 x. As imagens foram captadas com uma câmara digital "DCM310" com uma resolução de 5,0 M pixels. Os espécimes de imagem foram analisados num programa morfométrico de ambiente informático "Digimizer" e determinados os valores médios dos parâmetros morfométricos: o número de osteoblastos e osteoclastos, a espessura da camada cortical do osso, o número e a área trabecular.

Os cálculos matemáticos foram efectuados no programa STATISTICA 8 (número de série 31415926535898) utilizando a análise de agrupamento e os critérios de Ansar Bradley.

CAPÍTULO 5. RESULTADOS

O osso maxilar serve de órgão de suporte da boca, é uma reserva de macro e micronutrientes, desempenha uma função de troca e forma uma cavidade para a medula óssea. O osso maxilar é sensível a diferentes mecanismos de regulação, bem como a influências exógenas e endógenas. A adentia reforça os factores endógenos e exógenos no osso alveolar. De acordo com a lei da transformação de Wolf, qualquer mudança de função implica uma transformação anatómica e estrutural. Assim, a adentia provoca alterações no tecido ósseo.

As áreas desdentadas do osso maxilar são todas cobertas por periósteo. O periósteo do processo alveolar aumenta a elasticidade, a firmeza e a resistência do osso ao stress mecânico durante o ato de mastigação. Observámos duas camadas de periósteo externo (fibroso) (Figura 1) e interno (Figura 2) osteogénico nos doentes mortos do grupo de controlo.

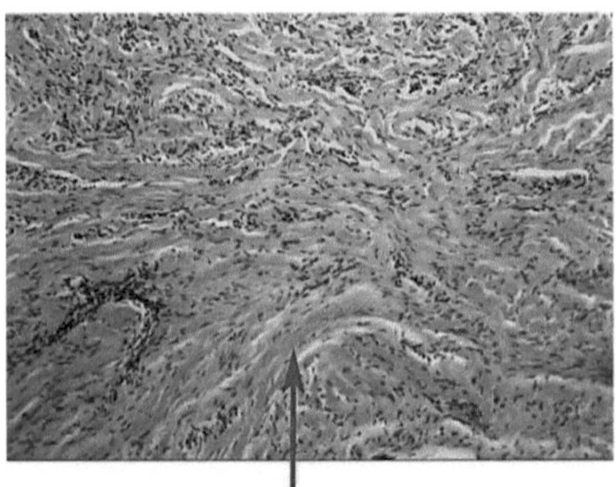

Figura 1 - Camada óssea fibrosa do grupo de controlo. Aumento de x150. A cor é hematoxilina-eosina: A - fibra fibrosa.

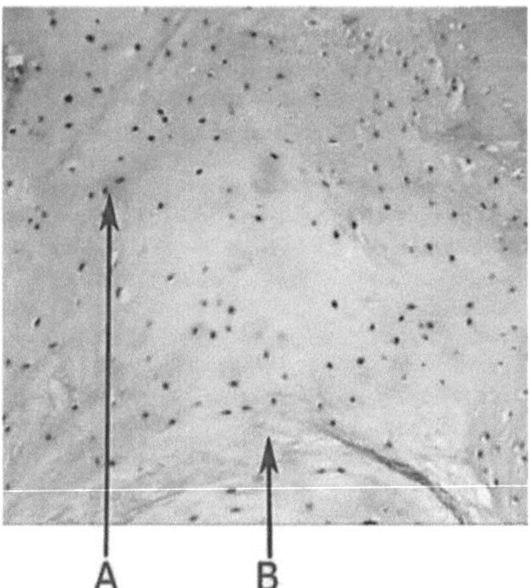

Figura 2 - Camada óssea osteogénica do grupo de controlo. Aumento de x150. A cor da hematoxilina-eosina: A - camada óssea sem fim (placa geral); B - linhas de cimentação da superfície osteon.

A estrutura celular da camada fibrosa é representada por um pequeno número de células imunitárias e fibroblastos, que estão localizados ao longo das fibras de colagénio.

A camada osteogénica interna do periósteo é formada por osteócitos e osteoblastos, que gradualmente formam um pequeno número de ostensões (Figura 2B).

A porção desdentada da mandíbula de pacientes com hipertensão e aterosclerose apresenta alterações morfológicas importantes no periósteo (Figura 3). Há um inchaço significativo entre as fibras de colagénio da camada fibrosa do periósteo (Figura 3C). Há uma significativa reabsorção lacunar na camada osteogénica (Figura 3 A), que atinge o osten. O número de fileiras de osten diminui para 6 ± 3.

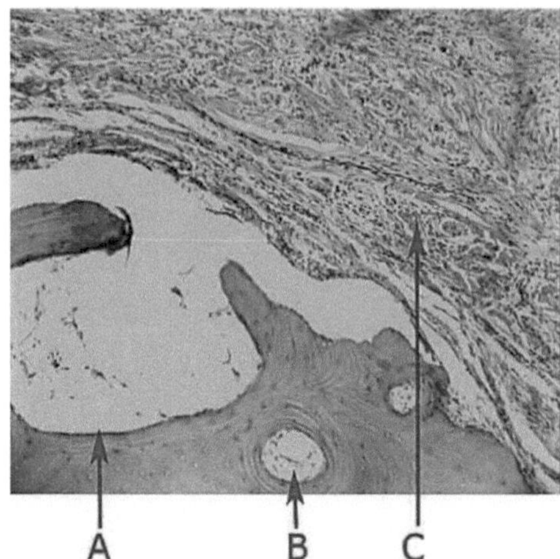

Figura 3 - Grupo de controlo da camada óssea osteogénica. Aumento de x50. A coloração da hematoxilina-eosina: A - reabsorção lacunar; B - osteon; C - camada fibrosa do periósteo com alterações significativas de edema.

O rebordo alveolar desdentado preenchido com esponja forma um osso lamelar, que por sua vez forma trabéculas (Figura 4). As trabéculas são compostas por várias camadas de placas ósseas 8 ± 2. A espessura das trabéculas varia e oscila entre 0,3 e 0,8 mm. As trabéculas são cobertas por endoósteo (Figura 4 V). O espaço das trabéculas é formado por tecido conjuntivo frouxo com vasos sanguíneos (Figura 4 C).

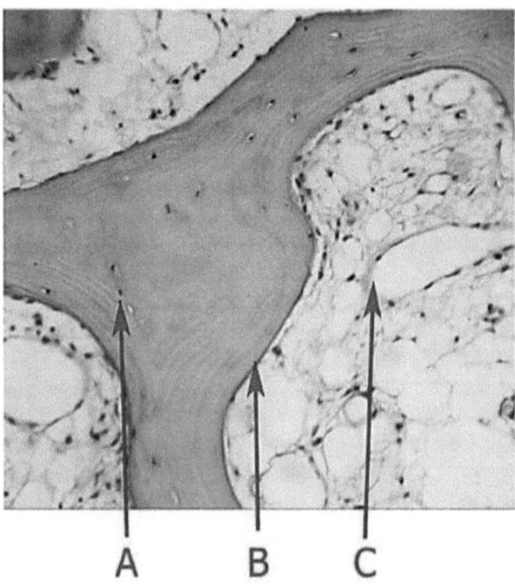

Figura 4 - Preenchimento com esponja do processo alveolar desdentado do grupo de controlo. Aumento

26

x150. A cor da hematoxilina-eosina: A - camadas de placas ósseas; B - endoósteo sem sinais de reabsorção; C - espaço fora das trabéculas formado por vasos e tecido conjuntivo.

Uma contraindicação comum para os implantes dentários é a doença cardiovascular, que na maioria dos casos é causada por hipertensão, aterosclerose e arteriosclerose. A aterosclerose e a arteriosclerose levam a um fornecimento insuficiente de sangue ao osso e, consequentemente, à isquemia. Por um lado, as alterações no osso esponjoso do processo alveolar desdentado são causadas por atrofia sob a influência da carga mastigatória. Por outro lado, são acumuladas por violações da aterosclerose e da arteriosclerose nas artérias de diâmetro médio e potenciam as alterações nas arteríolas no contexto da hipertensão.

Os pacientes do grupo experimental apresentaram alterações macroscópicas em todas as partes da aorta (Figura 5).

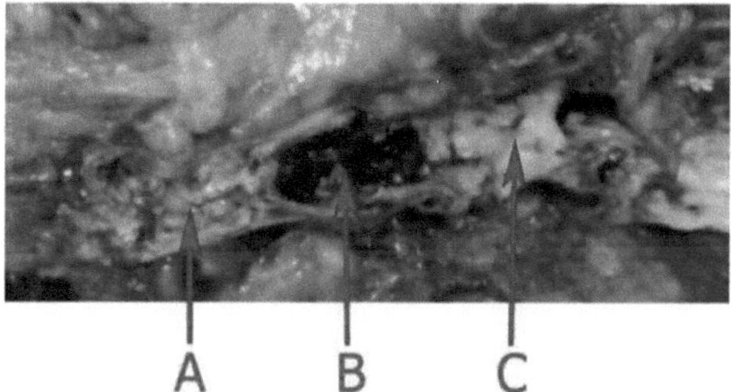

Figura 5 - Alterações macroscópicas na aorta do paciente A3 com aterosclerose e hipertensão estágio III: A - calcificação da aorta; B - coágulos sanguíneos; C - manchas lipídicas na íntima.

A figura 6 demonstra as alterações do processo alveolar esponjoso das arteríolas do doente A3, num contexto de lesões ateroscleróticas significativas da aorta abdominal e de hipertensão arterial de grau 3.

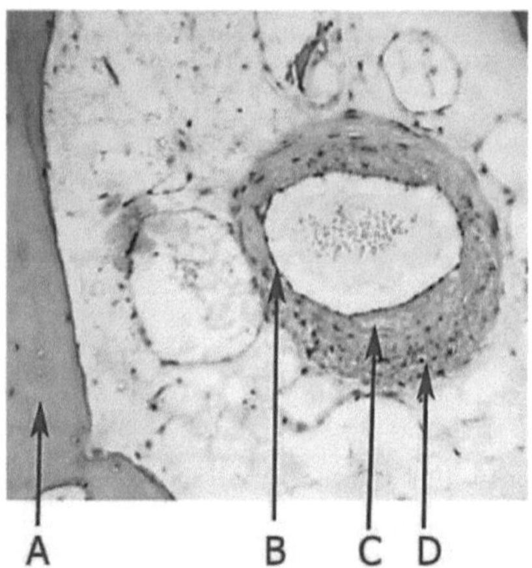

Figura 6 - Osso esponjoso do paciente A3 com aterosclerose e hipertensão III estágio, taxa 3. Aumento de x150. Cor da hematoxilina-eosina: A - trabéculas ósseas; B - endotélio; C - alterações necróticas; D - infiltração macrofágica.

A combinação de hialinose, hipertrofia e necrose da parede vascular foi observada em todas as amostras investigadas dos pacientes com hipertensão e lesões ateroscleróticas na aorta.

O processo alveolar desdentado preenchido com esponja sofreu alterações na maioria dos pacientes do grupo experimental. Observámos a ausência de endoósteo num grande espaço das trabéculas (Figura 7 B). A reabsorção lacunar está a progredir nas trabéculas (Figura 7 B). As placas ósseas estavam parcialmente reabsorvidas e apresentavam aspeto recortado. O espaço fora das trabéculas era caracterizado pelo crescimento de tecido conjuntivo (Figura 7 C). Osteoclastos, que formavam lacunas, eram vistos na superfície das trabéculas.

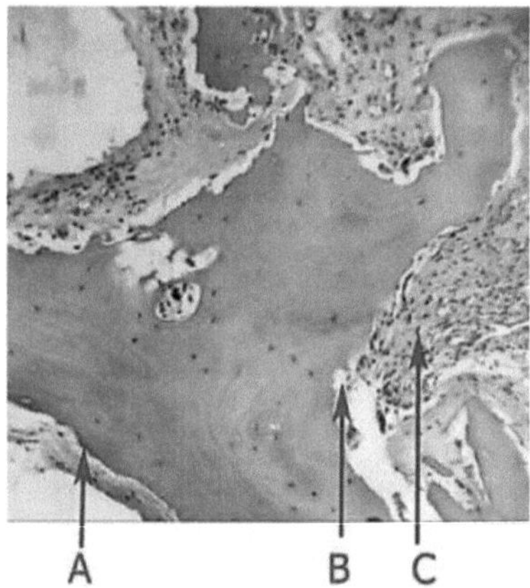

Figura 7 - Osso esponjoso dos pacientes com aterosclerose e hipertensão. Aumento de x150. A cor da hematoxilina-eosina: A - parte preservada da endoosta sem sinais de reabsorção; B - reabsorção lacunar das trabéculas, a endoosta está ausente; C - proliferação de tecido conjuntivo nas camadas das trabéculas.

Estas alterações indicavam um reforço da atrofia do processo alveolar no contexto de perturbações somáticas.

As fibras de proteínas semelhantes ao colagénio, colagénio e elastina, que envolvem as células do tecido conjuntivo, bem como os osteoblastos e osteócitos, têm a capacidade de fluorescer sob a influência da radiação ultravioleta. Examinámos a distribuição das proteínas ósseas semelhantes ao colagénio utilizando a auto-fluorescência.

Assim, a orientação espacial das proteínas semelhantes ao colagénio num osso (proteoglicanos, que estão relacionados com o primeiro tipo de colagénio e glicoproteínas) pode ser localizada.

Com base nas nossas observações, pode argumentar-se que a colocação não estruturada de proteínas semelhantes ao colagénio nas trabéculas foi observada em doentes com hipertensão e aterosclerose aórtica (Figura 8 A). As trabéculas dos doentes sem aterosclerose apresentavam uma distribuição linear das proteínas do tipo colagénio. A fluorescência das trabéculas era um pouco mais intensa, e correspondia ao número de aminoácidos que compunham uma estrutura química em anel (triptofano, prolina, tirosina, histidina, fenilalanina), Figura 8 C.

29

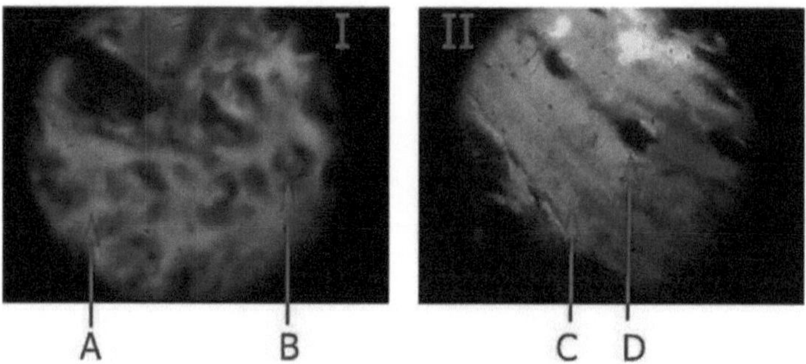

Figura 8 - Microscopia de fluorescência do osso esponjoso do processo alveolar dos pacientes mortos estudados. Aumento de 400x: I - doentes com aterosclerose e hipertensão; II - doentes do grupo de controlo; A - fibras semelhantes a colagénio dispostas aleatoriamente; B - osteócito de doentes com hipertensão e lesões ateroscleróticas na aorta; C - disposição linear de proteínas semelhantes a colagénio; D - osteócito de doentes do grupo de controlo.

Durante o estudo da parte periapical do osso alveolar, o tecido ósseo era composto por placas corticais externas e internas. A direção do osso trabecular respondeu ao vetor de tensão mecânica sobre os dentes. O grupo de controlo dos doentes (Figura 9 I) apresentava uma fenda periodontal uniforme com fibras de colagénio bem organizadas e sem alterações patológicas.

Os doentes com aterosclerose e hipertensão (Figura 9 II) caracterizavam-se por alterações de reabsorção das placas corticais externas e internas, formando lacunas de reabsorção (Figura 9 D). As lacunas de reabsorção eram preenchidas por tecido fibroso com fibras colágenas e elásticas dispostas aleatoriamente. Não foram observadas alterações no cimento da raiz do dente nos grupos estudados. As alterações na parte periapical do osso alveolar nos pacientes com aterosclerose e hipertensão arterial foram maiores na área desdentada do processo alveolar. Notou-se também a presença de arteríolas hialinizadas nas artérias periapicais, indicando um curso complicado de hipertensão, isquemia e tecidos periodontais resultantes.

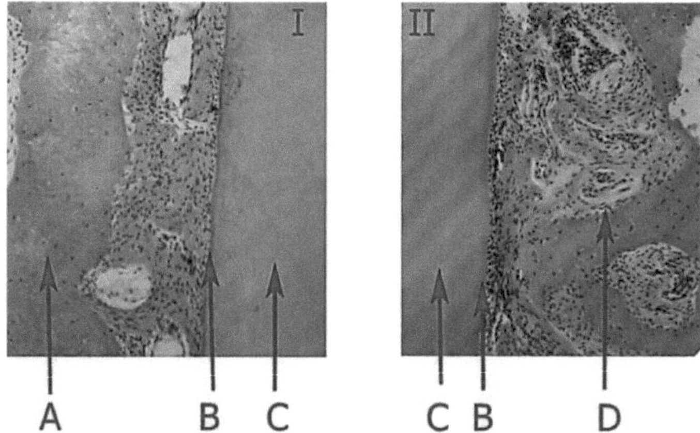

Figura 9 - **Terceira parte da periapical da fenda periodontal dos pacientes mortos estudados.** A cor da hematoxilina-eosina. Aumento x150: I - grupo de pacientes de controlo; II - pacientes com aterosclerose e hipertensão; A - tecido ósseo do osso alveolar; B - cimento; C - dentina; D - reabsorção lacunar de alvéolos.

O epitélio da área dos maxilares desdentados (grupo de controlo), após a extração do dente, foi caracterizado por alterações devido à influência da carga mastigatória. Os crescimentos na lâmina própria eram pequenos em tamanho. A estratificação do epitélio foi preservada. A superfície era suscetível de queratinização (Figura 10 I). O epitélio apresentava aspeto de "epitélio do tipo mastigatório".

Os doentes com aterosclerose e hipertensão arterial apresentaram alterações no epitélio da zona desdentada da mandíbula, comparativamente ao grupo de controlo. Os crescimentos na lâmina própria foram significativos na camada basal (Figura 10 II). A estratificação do epitélio não apresentou alterações. A superfície do epitélio apresentava sinais de descamação.

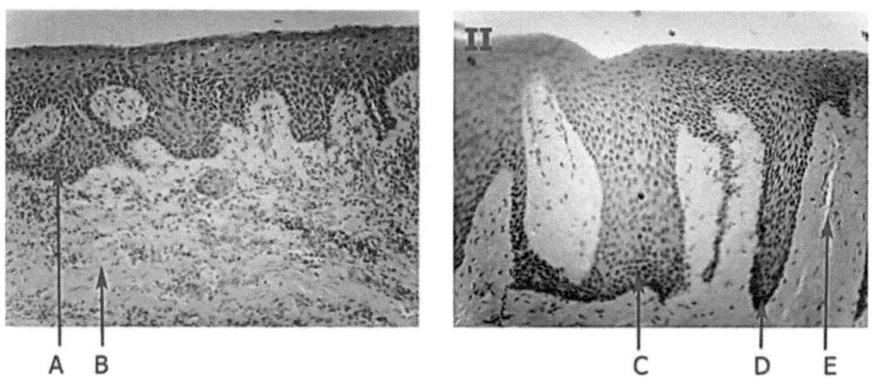

Figura 10 - **Epitélio da área desdentada da mandíbula de pacientes mortos estudados.** A cor da hematoxilina-eosina. Aumento de x150: I - grupo de doentes de controlo; II - doentes com aterosclerose e hipertensão; A - epitélio sem sinais de atividade proliferativa; B - placa própria; C - protuberâncias na espessura da lâmina própria (rete ridges); D - camada basal do epitélio em proliferação ativa; E - pequenas alterações edematosas na lâmina própria.

Os osteócitos dos doentes do grupo de controlo tinham uma expressão forte e elevada de osteopontina (Figura 11 A). A osteopontina tinha a capacidade de se ligar firmemente à hidroxiapatite e de se ligar ao tecido ósseo mineralizado. O tecido ósseo do osso alveolar desdentado apresentava uma diminuição significativa da expressão da osteopontina nos doentes com arteriosclerose. Observou-se a ausência da expressão da osteopontina nos osteócitos da superfície das trabéculas (Figura 11 B), mas no meio das trabéculas a fraca expressão da osteopontina foi preservada (Figura 11 C).

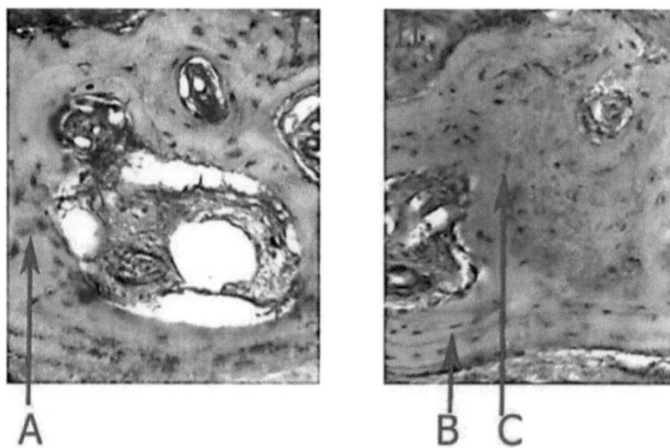

Figura 11 - Estudo imunohistoquímico (Osteopontina) do osso esponjoso do osso alveolar de pacientes mortos estudados. Aumentada x 400: I - grupo de doentes controlo; II - doentes com aterosclerose e hipertensão; A - osteócitos com expressão fortemente positiva de osteopontina; B - osteócitos sem expressão de osteopontina; C - osteócitos com fraca expressão de osteopontina.

Nos nossos estudos, analisámos uma série de parâmetros morfológicos em grupos de estudo:

- a espessura do osso cortical;
- número de osteócitos e osteoclastos do osso cortical;
- a espessura da área trabecular desdentada do osso alveolar e da terceira parte periapical do dente;
- número de osteoclastos e osteócitos na terceira parte trabecular periapical do

dente e no osso alveolar desdentado.

Também processámos estatisticamente o grau de fluorescência óssea e o volume de expressão da osteopontina.

Nos nossos estudos, utilizámos o teste do xi quadrado, implementado na função XI2TECT do Excel, para testar a normalidade. Os argumentos foram o intervalo do grupo de controlo e o intervalo do grupo experimental para os intervalos apropriados.

A função XI2TECT no Excel calcula a probabilidade da convergência observada dos valores de controlo e experimentais. Se a probabilidade calculada for inferior ao nível de significância (0,05), rejeita-se a hipótese nula e confirma-se que os valores observados não correspondem à distribuição normal. Se a probabilidade calculada fosse próxima de 1, então seria confirmado um elevado grau de conformidade dos dados experimentais com a distribuição normal. Os dados obtidos são apresentados no Quadro 2.

Quadro 2

Probabilidade de correspondência entre os valores controlados e observados dos grupos estudados

Value	Fluorescencetion of toothless bone area of alveolar process	Fluorescenceion of bone of periapical third part	Expressio of osteopontin	The thickness of the cortical bone, microns	Number of cortical bone osteocytes	Number of cortical bone osteoclasts	The thickness of the trabecular periapical third part of the tooth, microns	The thickness of the trabecular toothless area of alveolar bone, microns	Number of osteoclasts in trabecular periapical third prt of the tooth	Number of osteocytes in trabecular periapical third prt of the tooth	Number of osteoclasts in trabecular toothless alveolar bone	Number of osteocytes in trabecular toothless alveolar bone
								Name intervals				
	1,17554E-72	2,03199E-12	2,7296E-58	0	0,001	0,533	1,30676E-35	4,7207E-304	0,868	0,326	0,829	0,768

A análise dos dados apresentados no quadro 1 mostra que cinco dos doze indicadores correspondem a uma distribuição normal e que os restantes não correspondem a essa distribuição. Com base no teste do xi-quadrado utilizado, podemos testar a hipótese de igualdade das amostras segundo o critério de Ansari-Bradley. Os resultados da análise das amostras são apresentados no Quadro 3.

Quadro 3

Indicadores investigados de grupos de doentes e valores dos critérios de Ansari-Bradley

Nome da amostra	m ± DP em n =7, Grupo 1	m ± DP em n =7, Grupo 2	Valor p do critério de Ansari-Bradley
Fluorescência da área de osso desdentado do processo alveolar, %	76,15±25,21	42,81±16,24	0,049*
Fluorescência do osso da terceira parte periapical, %	61,84±12,58	52,32±17,79	0,58
Expressão de osteopontina, %	76,14±16,29	42,81±16,24	0,048*
A espessura do osso cortical, microns	4230±622,76	2357,71±554,32	1
Número de osteócitos do osso cortical, aumentado x 150	36,42±4,75	28,71±4,57	0,43
Número de osteoclastos do osso cortical, aumentado x 150	2±1,15	3±0,81	1
A espessura da terceira parte periapical trabecular do dente, microns	254,28±52,27	201,85±37,42	0,68
A espessura da área desdentada trabecular do osso alveolar, microns	376,28±204,38	226,57±70,53	0,02*
Número de osteoclastos no trabeculado periapical da terceira parte do dente, aumentado x 150	2,28±0,75	3,14±0,69	0,9
Número de osteócitos no trabeculado periapical da terceira parte do dente, aumentado x 150	27±3,69	26,85±7,44	0,05*
Número de osteoclastos no osso alveolar desdentado trabecular, aumentado x 150	2,57±0,53	3,14±0,69	0,7
Número de osteócitos no osso alveolar desdentado trabecular, aumentado x 150	27,57±4,89	26,57±4,07	0,69
P = 0,05 - uma tendência em f = n-1			

Com base na análise estatística, podemos observar uma tendência decrescente no número de osteócitos nas trabéculas da terceira parte periapical do dente na aterosclerose P = 0,05. Também podemos observar a dependência do afinamento trabecular da área desdentada do osso alveolar P = 0,02 da perda de dentes no contexto da aterosclerose com hipertensão. A expressão da osteopontina e a fluorescência da área do osso desdentado também tendem a

34

diminuir na aterosclerose e na hipertensão P = 0,48 e P = 0,49.

Para clarificar as ligações patogénicas entre os indicadores estatisticamente significativos (fluorescência da área de osso desdentado do processo alveolar, %; expressão de osteopontina, %; espessura da área trabecular desdentada do osso alveolar, microns; número de osteócitos na terceira parte trabecular periapical do dente com o aumento), realizámos uma análise de agrupamento utilizando o método de k-means. Com base na análise de agrupamentos, criámos um dendrohrama (Figura 12).

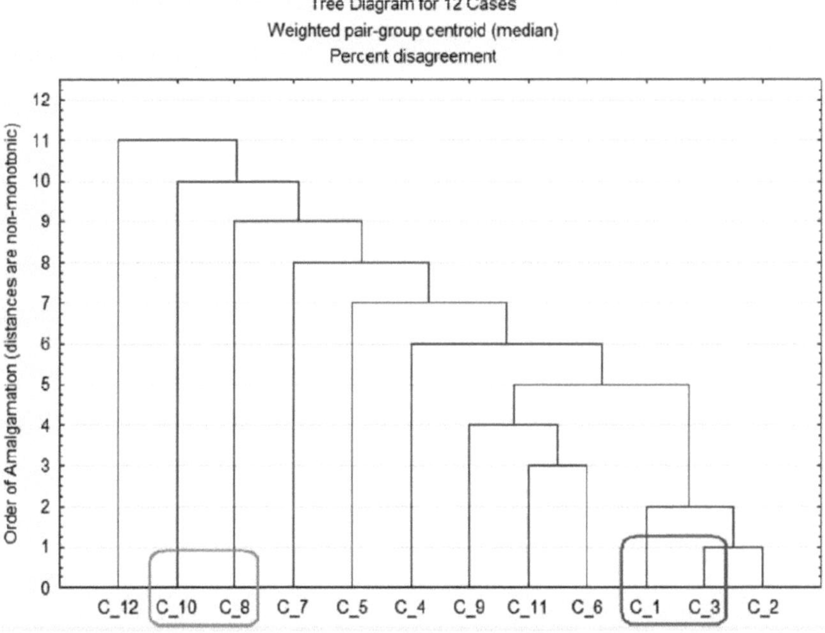

Figura 12 - Dendrohram de agrupamento dos parâmetros estudados C_1 - fluorescência da área de osso desdentado do processo alveolar, %; C_2 - fluorescência do osso da terceira parte periapical, %; C_3 - expressão de osteopontina, %; C_4 - espessura do osso cortical, microns; C_5 - número de osteócitos do osso cortical, aumentado x 150; C_6 - número de osteoclastos do osso cortical, aumentado x150; C_7 - espessura da terceira parte trabecular periapical do dente, microns; C_8 - espessura da área trabecular desdentada do osso alveolar, microns; C_9 - número de osteoclastos no trabeculado periapical da terceira parte do dente, aumentado x150; C_10 - Número de osteócitos no trabeculado periapical da terceira parte do dente, aumentado x150; C_11 - Número de osteoclastos no trabeculado do osso alveolar desdentado, aumentado x150; C_12 - Número de osteócitos no trabeculado do osso alveolar desdentado, aumentado x150.

Os indicadores do primeiro grupo foram reunidos num grupo na primeira fase de agrupamento (linha vermelha Figura 12). O primeiro grupo descreve as alterações do componente orgânico do osso. Pode afirmar-se com certeza que a redução da expressão da osteopontina provoca alterações na parte orgânica do osso na hipertensão com arteriosclerose.

A aterosclerose em combinação com a hipertensão leva a alterações do número de osteócitos nas trabéculas da terceira parte periapical do dente, o que provoca alterações da espessura das trabéculas do osso alveolar desdentado. Estes valores estão incluídos no segundo grupo (Figura 12, linha verde) e determinam a progressão da osteoporose secundária.

CAPÍTULO 6. DEBATE

A osteoporose pode afetar os ossos maxilares [28]. Para além disso, estas alterações podem potencialmente acelerar a degradação dos tecidos periodontais causada pela periodontite [29].

A segunda doença que aumenta a possibilidade de osteoporose é a diabetes pancreática de tipo II. Estes doentes têm uma DMO elevada. Isto é confirmado pelos resultados da meta-análise [30], mas o risco de osteoporose também aumenta. Os nossos estudos demonstraram a existência de alguns outros factores de risco periodontais potencialmente importantes para a osteoporose nos maxilares. A aterosclerose e a mandíbula desdentada aumentam o risco do segundo tipo de osteoporose na mandíbula. De acordo com alguns estudos, a osteoporose pode ser um fator muito importante de adentia [31, 32, 33].

Kribbs et al. [34] Ana Pejčić et al. [35] compararam pacientes com osteoporose e sem osteoporose e descobriram que o grupo osteoporótico era composto por mais indivíduos sem dentes ou com um maior número de dentes perdidos. Os nossos estudos mostraram alterações morfológicas que confirmaram as opiniões clínicas de Kribbs et al., Ana Pejčić et al. A diabetes, a aterosclerose e a adentia formataram distúrbios no tecido ósseo e a sua força diminui. Isto é confirmado pelas investigações que apontam para a diminuição da atividade dos osteoblastos [36], que abranda o processo de cura após as fracturas [37]. O stress oxidativo tem desempenhado um papel no desenvolvimento da osteoporose [38]. As espécies reactivas de oxigénio são moléculas que contêm oxigénio e que são produzidas durante o metabolismo normal.

Quando a produção de espécies reactivas de oxigénio prejudiciais excede a capacidade das defesas antioxidantes do organismo para as desintoxicar, ocorre uma condição conhecida como stress oxidativo [39]. As espécies reactivas de oxigénio podem causar danos no tecido ósseo, particularmente no tecido endotelial [40]. Os lípidos e as lipoproteínas também são afectados pelas espécies reactivas de oxigénio. A hipótese da modificação oxidativa sugere que a oxidação dos lípidos e das proteínas na parede vascular pode causar aterosclerose.

Os nossos estudos mostraram que a diminuição da fluorescência do processo alveolar desdentado ósseo em doentes com hipertensão e aterosclerose em comparação com os doentes do grupo de teste. A hidroxiprolina e a piridina promovem a resistência óssea através das ligações covalentes entre os aminoácidos que compõem as cadeias polipeptídicas do colagénio. A redução da hidroxiprolina e da piridina leva à diminuição da fluorescência e a uma consequente diminuição do número de ligações entre as moléculas de colagénio no interior do osso. Observámos uma redução da osteopontina em doentes com aterosclerose e hipertensão. Acreditamos que a redução da atividade sintética das células associada à hipóxia celular é causada pela arteriosclerose e pelas espécies reactivas de oxigénio. A hipóxia promove a osteólise com os produtos metabólicos ácidos nos osteócitos. A acidose metabólica forma uma grande quantidade de ácidos pesados como piruvatos e lactatos.

Os resultados dos nossos estudos mostraram a associação entre a expressão da osteopontina e o nível de fluorescência óssea na análise de clusters, que diminuem a expressão da osteopontina, o que leva à acidose devido à diminuição da produção da matriz óssea e, consequentemente, à redução da espessura das trabéculas. A osteólise pelos osteócitos provoca a expansão dos túbulos ósseos. A camada compacta e a substância esponjosa do osso alveolar desdentado no grupo de controlo e no grupo experimental estão associadas à síntese e secreção de enzimas proteolíticas e produtos metabólicos ácidos nos osteócitos sob a influência da pressão mastigatória. Sob a influência da arteriosclerose este processo é mais intenso. Estas causas diminuem o número de osteócitos à volta da raiz do dente, o que resulta numa diminuição da espessura do osso. A regeneração do osso esponjoso é uma área do rebordo alveolar. É possível assumir que as alterações na reabsorção óssea na área adjacente ao defeito dos dentes contribuem para o desenvolvimento de osteoporose secundária. O número de osteócitos e a espessura trabecular do processo alveolar desdentado indicam a favor deste facto. Os osteócitos e a espessura trabecular fundiram-se num único grupo na análise estatística.

CAPÍTULO 7. CONCLUSÃO

A causa da perda de dentes é difícil de determinar, uma vez que não é claro se se deve à osteoporose ou a algumas formas de periodontite nos doentes. A reabsorção óssea é activada por espécies reactivas de oxigénio durante a aterosclerose. Através da nossa investigação, descobrimos que, para reduzir as alterações no osso desdentado, devemos reduzir a pressão sobre a mastigação do rebento alveolar desdentado através de implantes dentários.

Fontes de financiamento:

Este estudo foi financiado pela Universidade Estatal de Sumy e pela Academia Médica Nacional de Educação Pós-graduada com o nome de P.L. Shupyk.

Ética:

Todos os estudos foram efectuados em conformidade com as normas éticas do Ministério da Saúde da Ucrânia e com a experiência da comissão de bioética da Universidade Estatal de Sumy, protocolo n.º 013U003379.

REFERÊNCIAS

1. Riggs BL, Melton LJ III. The worldwide problem of osteoporosis: insights afforded by epidemiology. J Bone. Vol. 17. Issue 1. Suplemento 1. novembro de 1995; 505.

2. Manolagas SC, Jilka RL. Bone marrow, cytokines, and bone remodeling. Emerging insights into the pathophysiology of osteoporosis. N Engl J Med. 1995 Feb 2; 332(5):305-10.

3. D. Knezovic-Zlataric, A. Celebic. Comparação da densidade óssea mandibular e dos índices radiomorfométricos em utilizadores de próteses parciais completas ou removíveis. Oral Radiol. Vol.21. - N° (2). 2005; 51-55.

4. Conferência de desenvolvimento de consenso. Profilaxia e tratamento da osteoporose. Am J Med. 1991; 90:107-110.

5. Seeley DG. Browner WS, Nevitt MC. Genant HK, Scott JC. Cummings SR 1991. Que fracturas estão associadas a uma baixa massa óssea apendicular em mulheres idosas. Ann Intern Med. 1991; 115:837-842.

6. Osteoporosis. Editado por Marcus R., Feldman D., Kelsey J. Segunda edição. Academic Press. 2001, p. 3-4.

7. F. Albright e E. C. Reifenstein, Jr. The Parathyroid Glands and Metabolic Bone Disease: Estudos Seleccionados. Baltimore: Williams and Wilkins. 1948, p. 162.

8. B. L. Riggs, H. W. Wahner, E. Seeman, K. P. Offord, W. L. Dunn, R. B. Mazess, K. A. Johnson e L. J. Melton III. Changes in bone mineral density of the proximal femur and spine with aging. Differences between the postmenopausal and senile osteoporosis syndromes. J. Clin. Invest. 1982; 70, 716-723.

9. Sennerby Ulf, Melhus H, Gedeborg R, et al. Cardiovascular diseases and risk of hip fracture. JAMA. 2009; 302:1666-73.

10.Kartikey K, Singh G, Kidyore, et al. Association of dietary w-6/w-3 fatty acid ratio and inflammation with risk of hip fracture. Open Nutra J. 2009 (No prelo).

11.Neumann, E. Ueber myelogene Leukimie. Berl. klin. Wchnschr. 1878; 15:69, 87, 115, 131. Ueber leukämische Knochenaffectionen. Ibid. 1880; 17:281.

12.Haenisch, F., e Querner, E. Ueber Tumorbildungen bei leukämischen Erkrankungen, besonders im Skelettsystem. Ztschr. f. klin. Med. 1919; 88: 2 8.

13.Maternowska, Z., e Redlich, F. Beitrage zu Klinik der lymphatischen Leukamie im Kindesalter. Ztschr. f. Kinderh. 1930; 49: 652.

14.Trusen, M. Spontanfraktur bei einem Kinde mit lymphatischer Leukamie. Monatschr f. Kinderh. 1931; 50: 45.

15.Jacobson, S. A. Myeloid leukemia with osteosclerosis. Arch. Path. 1933; 15: 602.

16.Blake GM, Fogelman I. Aplicações da densitometria óssea para a osteoporose. Endocrinol Metab Clin North Am. 1998; 27:267-88.

17.Avaliação do risco de fratura osteoporótica e sua aplicação ao rastreio da osteoporose pós-menopáusica. Relatório de um grupo de estudo da OMS. World Health Organ Tech Rep Ser. 1994; 843:1-21.129.

18.Truscott JG, Devlin J, Emery P. DXA scanning. Baillieres Clin Rheumatol. 1996;10:679-98.

19.Avaliação Radiológica do Osso na Avaliação da Osteoporose. Richard Brunader, M.D., David K. Shelton, M.D., Universidade da Califórnia, Davis, Faculdade de Medicina, Davis, Califórnia . Am Fam Physician. 2002 Apr 1; 65(7):1357-1365.

20.Exposição à radiação em técnicas de imagiologia baseadas em raios X utilizadas na osteoporose. John Damilakis, Judith E. Adams, Giuseppe Guglielmi, Thomas M. Link. Eur Radiol. 2010 Nov; 20(11): 2707-2714.

21.Papel da Absorciometria de Raios X de Dupla Energia no Diagnóstico e Tratamento da Osteoporose. Glen M. Blake. Ignac Fogelman. Volume 10, Edição

1, janeiro-março de 2007, Páginas 102-110.

22.Gluer CC. Técnicas de ultrassom quantitativo para a avaliação da osteoporose: acordo de especialistas sobre a situação atual. O Grupo de Consenso Internacional de Ultrassom Quantitativo. J Bone Miner Res. 1997; 12:1280-8.

23.Que locais esqueléticos e regiões de interesse da Absorciometria Central de Raios X

Duplos devem ser utilizados para determinar o diagnóstico de osteoporose? Ronald C.HamdyMD. Os links do autor abrem o espaço de trabalho do autor.Steven M.PetakMD. Os links dos autores abrem o espaço de trabalho do autor.LeonLenchikMD. Volume 5, Edição 3, Suplemento, outono de 2002, Páginas s11-s17.

2 4.Osteoporosis: diagnosis with lateral and posteroanterior dual x-ray absorptiometry compared with quantitative CT. G Guglielmi, S K Grimston, K C Fischer, e R Pacifici. Radiology. setembro de 1994, Volume 192, Número 3:845-50.

25.Sinais orais como indicadores de possível osteoporose em mulheres idosas. DDS, PhDAkiraTaguchi, PhD KeijiTanimoto, DDS Yoshikazu Suei. BS, DDS, Doutor Keiko Otani, DDS, Doutor Takuro Wada. Hiroshima, Japão Universidade de Hiroshima, Faculdade de Medicina Dentária. Oral Surg Oral Meo Oral Pathol Oral Radiol Endod 1995; 80:612-6.

26.Radiografias orais na deteção de sinais precoces de osteoporose. Mahine Mohajery DDS, MS, Sharon L. Brooks DDS. Oral Surg Oral Med Oral Pathol 1992; 73:112-7.

27.Diagnóstico da osteoporose através de radiografias panorâmicas dentárias: O projeto OSTEODENT. Hugh Devlin, BDS, BS, MSc, PhD, Kety Karayianni, DDS, PhD, Anastasia Mitsea, DDS, MSc, Reinhilde Jacobs, LDS, MSc, PhD, Christina Lindh, DDS, Odont Dr et al. Oral Surg Oral Med Oral Pathol Oral Radiol Endod 2007;104:821-8.

28.Rosario Guiglia, Olga Di-Fede, Lucio Lo-Russo, Delia Sprini, Giovan- Battista Rini, Giuseppina Campisi. Osteoporose, ossos maxilares e doença periodontal. Med Oral Patol Oral Cir Bucal. 2013 Jan 1; 18 (1):e93-9.

29.von Wowern N, Kollerup G. Osteoporose sintomática: um fator de risco para a redução da crista residual dos maxilares. J Prosthet Dent. 1992; 67: 656-60.

3 0.Okazaki R. Gestão da osteoporose na diabetes mellitus. Japonês: Nippon Rinsho. 2009; 67(5): 1003-1010.

31.Grossi SG, Genco RJ, Machtei EE, et al. Avaliação do risco de doença periodontal. II Indicadores de risco para perda óssea alveolar. J Periodontol. 1995; 66: 23-29.

32.Wactawski-Wende J, Grossi SG, Trevisan M, et al. O papel da osteopenia na doença periodontal. J Periodontol. 1996; 67: 1076-1084.

33.Kumar Kartikey, Garima Singh, Ram B. Singh, Agnieszka Wilczynska e Fabien De Meester. Inflammation, Osteoporosis and Atherosclerosis (Inflamação, Osteoporose e Aterosclerose): O conceito de Tsimtsoum. The Open Nutraceuticals Journal. 2010; 3, 174-178.

34.Kribbs PJ. Comparação do osso mandibular em mulheres normais e osteoporóticas. J Prosthet Dent. 1990; 63: 218-222.

35.Ana Pejcic, Draginja Kojovic, Ivana Grigorov, Bojana Stamenkovic. Periodontite e osteoporose. Medicina e Biologia. Vol.12, No 2. 2005, p. 100-103.

36.Krakauer JC, McKenna MJ, Buderer NF et al. Bone loss and bone turnover in diabetes. Diabetes. 1995; 44(7): 775-782.

37.Bartold PM, Cantley MD, Haynes DR. Mecanismos e controlo da perda óssea patológica na periodontite. Periodontology. 2010; 53: 55-69.

3 8.Ozgocmen S, Kaya H, Fadillioglu E, Yilmaz Z. Effects of calcitonin, risedronate, and raloxifene on erythrocyte antioxidant enzyme activity, lipid peroxidation, and nitric oxide in postmenopausal osteoporosis. Arch Med Res. 2007; 38: 196-205.

39.Harma M, Harma M, Erel O. Increased oxidative stress in patients with hydatidiform mole. Swiss Med Wkly. 2003; 133: 563-6.

40.Matthews GM, Howarth GS, Butler RN. Nutrient and antioxidant modulation of apoptosis in gastric and colon cancer cells. Cancer Biol Ther. 2006; 5: 569-72.

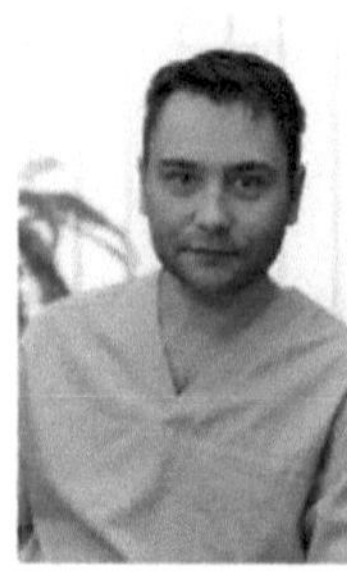

Kuzenko Yevhen

Sítio Web do departamento:

http://pathology.med.sumdu.edu.ua/new/index .php/pt/general-information

Educação

2000-2004 Universidade Agrária Nacional de Sumy - Engenheiro (produtos lácteos)

2003-2008 Universidade médica de medicina popular

Estágio 2008-2010

Estudos de pós-graduação 2010-2011

Graus académicos:

2012: DPhil Medicina, Tese "Alterações morfológicas no esmalte devido aos efeitos combinados de sais de metais pesados (investigação anátomo-experimental)."

Nomeação atual:

2016 -2017 : Professor assistente do Departamento de Patologia da Universidade Estatal de Sumy, Ucrânia.

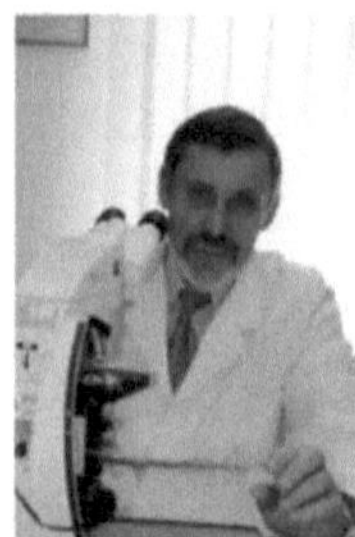

Anatoliy M. Romaniuk, PhD, Dr. Sci, Professor

Sítio Web do departamento:

http://pathology.med.sumdu.edu.ua/new/index.php/en/general-information

Educação

1972: Conclusão do ensino secundário, Dunaevcy, Ucrânia.

1974-1980: Universidade Estatal de Medicina de Ternopil, Ternopil, Ucrânia. Diploma de médico.

Graus académicos:

1984: Doutoramento em Medicina, Universidade Estatal de Medicina de Kyiv, Kyiv, Ucrânia. Tese "Alterações morfofuncionais e de readaptação dos ossos longos sob a influência de diferentes actividades físicas".

1992: Doutor em Ciências Médicas, equivalente a Professor, Universidade Estatal de Medicina de Kharkiv, Kharkiv, Ucrânia. Tese: Distúrbios morfofuncionais dos ossos na doença de queimaduras e formas de correção".

1993: Professor, Universidade Estatal de Sumy, Sumy, Ucrânia.

Nomeação atual:

1993-2017: Professor, diretor do Departamento de Patologia da Universidade Estatal de Sumy, Ucrânia.

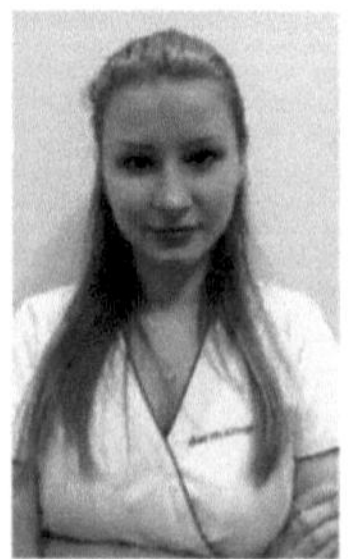

Diachenko Olena

Estudante do VI ano, Instituto Médico da Universidade Estatal de Sumy, Ucrânia.

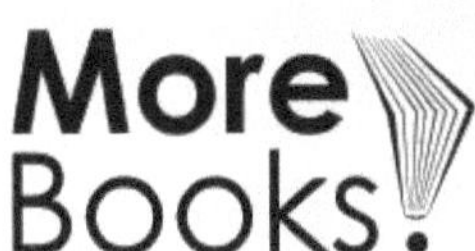

More
Books!

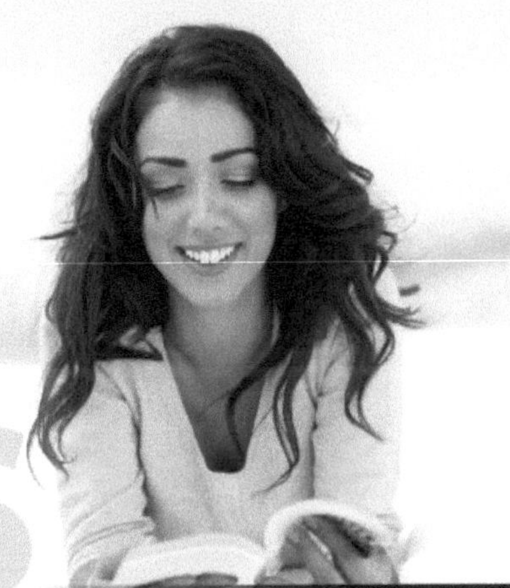

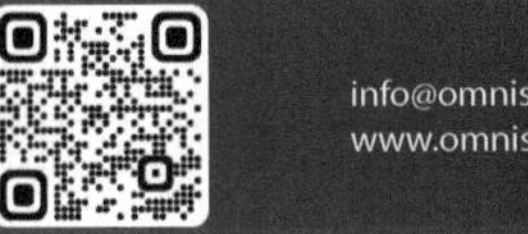

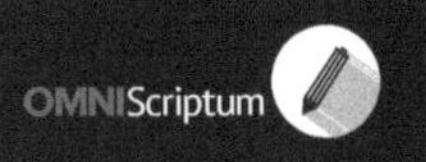

info@omniscriptum.com
www.omniscriptum.com
OMNIScriptum

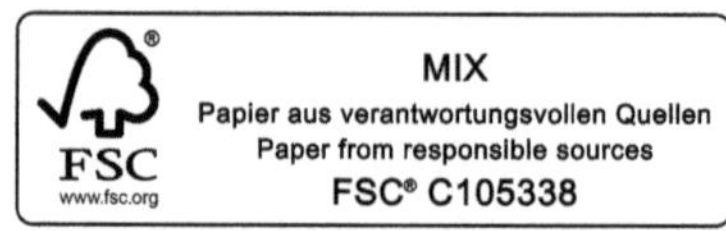

Printed by Books on Demand GmbH, Norderstedt / Germany